Laura Gandia Garcia
Maria Isabel González Sánchez
Jaime De Miguel Jiménez

Uso de la ecografía en la COVID-19

Laura Gandia Garcia
Maria Isabel González Sánchez
Jaime De Miguel Jiménez

Uso de la ecografía en la COVID-19

Revisión bibliográfica. Medicina de Urgencias y Emergencias

PUBLICIA

Imprint
Any brand names and product names mentioned in this book are subject to trademark, brand or patent protection and are trademarks or registered trademarks of their respective holders. The use of brand names, product names, common names, trade names, product descriptions etc. even without a particular marking in this work is in no way to be construed to mean that such names may be regarded as unrestricted in respect of trademark and brand protection legislation and could thus be used by anyone.

Cover image: www.ingimage.com

Publisher:
PUBLICIA
is a trademark of
Dodo Books Indian Ocean Ltd., member of the OmniScriptum S.R.L Publishing group
str. A.Russo 15, of. 61, Chisinau-2068, Republic of Moldova Europe
Printed at: see last page
ISBN: 978-3-639-55497-7

RESUMEN

Introducción: Desde el inicio de la pandemia por COVID-19, el diagnóstico y la evaluación de estos pacientes ha supuesto un desafío. Dada la afectación multiorgánica asociada a la infección se plantea la ecografía multiórgano frente a ecografía pulmonar sola en la valoración global del paciente y la detección de sus complicaciones.

Metodología: Los objetivos del trabajo son evaluar la eficacia del uso de la ecografía a pie de cama en el manejo integral del paciente COVID-19 y secundariamente analizar el estado actual de su uso y las novedades existentes en la literatura desde 08/2020. Para ello se ha realizado una búsqueda bibliográfica al respecto en distintas bases de datos.

Resultados: La búsqueda obtuvo 3000 artículos que, tras ser filtrados por limitadores y lectura crítica, se redujeron a 25 artículos. Incluyendo revisiones bibliográficas, consenso de expertos y un metaanálisis.

Discusión: Respecto al uso de la ecografía multiórgano los artículos analizados reflejaron: que la ecografía pulmonar permite descartar la infección, ayuda en el diagnóstico y en el seguimiento de la enfermedad, permite valorar la gravedad mediante el protocolo LUSS y asociada a la ecocardiografía nos permite evaluar inicialmente la disnea. La ecocardiografía permite valorar la existencia de miocardiopatía y otras complicaciones, así como la disfunción diastólica del VD y sistólica del VI con implicaciones pronósticas llegando a proponerse un protocolo para la evaluación inicial. La ecografía permite identificar causas de disfunción multiorgánica secundaria y es útil para monitorizar la gravedad y la respuesta al soporte ventilatorio.

Conclusiones: La ecografía multiórgano es útil para la evaluación global del paciente COVID ayudando en el diagnóstico de múltiples patologías asociadas con la consiguiente influencia en el manejo médico. Sin embargo, son necesarios más estudios para implementar y protocolizar esta técnica.

Palabras clave: infección por COVID-19, Ultrasonografía, Ecografía en el punto de atención, POCUS. Ecografía pulmonar, ecocardiografía.

ABSTRACT

Introduction: Since the beginning of the COVID-19 pandemic, the diagnosis and evaluation of these patients has been a challenge. Given the multi-organ involvement associated with the infection, multi-organ ultrasound is considered versus pulmonary ultrasound alone in the global assessment of the patient and the detection of its complications.

Methodology: The objectives of the work are to evaluate the efficacy of the use of ultrasound at the bedside in the comprehensive management of the COVID-19 patient and secondly to analyze the current state of its use and the existing novelties in the literature since 08/2020. For this, a bibliographic search has been carried out on the matter in different databases.

Results: The search obtained 3000 articles that, after being filtered by limiters and critical reading, were reduced to 25 articles. Including literature reviews, expert consensus, and a meta-analysis.

Discussion: Regarding the use of multi-organ ultrasound, the articles analyzed reflected: that lung ultrasound allows infection to be ruled out, helps in the diagnosis and monitoring of the disease, allows severity to be assessed through the LUSS protocol and associated with echocardiography allows us to initially assess dyspnea. Echocardiography allows assessing the existence of cardiomyopathy and other complications, as well as RV diastolic and LV systolic dysfunction with prognostic implications, leading to the proposal of a protocol for initial evaluation. Ultrasonography allows identification of causes of secondary multi-organ dysfunction and is useful for monitoring severity and response to ventilatory support.

Conclusions: Multi-organ ultrasound is useful for the global evaluation of the COVID patient, helping in the diagnosis of multiple pathologies associated with the consequent influence on medical management. However, more studies are needed to implement and protocolize this technique.

Keywords: COVID-19 infection, Ultrasonography, Point-of-care ultrasound, POCUS. Lung ultrasound, echocardiography.

ÍNDICE GENERAL

1. Índice de tablas

2. Índice de figuras

Índice de abreviaturas

Término	**Abreviatura**
Ecografía pulmonar	LUS
Ecografía multiorgánica a pie de cama	PoCUS
Enfermedad por Coronavirus de 2.019	COVID-19
Tomografía Computarizada	TAC
Síndrome del Distress Respiratorio Agudo	SDRA
Organización Mundial de la Salud	OMS
Puntuación de ecografía pulmonar	LUSS
Descriptores en Ciencias de la Salud	DeCS
Medical Subject Heading	MeSH
Reacción en cadena de polimerasas	PCR
Ventrículo Izquierdo	VI
Ventrículo derecho	VD
Trombosis venosa profunda	TVP
Electrocardiograma	ECG
Miocardiopatía de Takotsubo	CT de Takotsubo.
Unidad de cuidados intensivos	UCI
Fracción de eyección del Ventrículo Izquierdo	FEVI
Hipertensión Arterial	HTA
Diabetes Mellitus	DM
Dislipemia	DLP
Excursión sistólica del plano anular tricúspide	TAPSE
Presión arterial pulmonar sistólica	PASP
Tromboembolia Pulmonar	TEP
Heparinas de bajo peso molecular	HBPM
Presión positiva al final de la espiración	PEEP
Índice de trabajo de accidente cerebrovascular del VI = 0,0136 × [índice de volumen sistólico × (presión arterial media-presión diastólica final del ventrículo izquierdo)]	LVSWI

INTRODUCCIÓN

Los familia de los coronavirus son importantes patógenos humanos y animales. Como sabemos a finales de 2019, se identificó un nuevo coronavirus en China que se propagó rápidamente por todo el mundo causando una emergencia sanitaria global. El coronavirus tipo 2 es el responsable del síndrome respiratorio agudo grave (SARS-CoV-2) denominando así COVID-19 a la enfermedad causada por dicho patógeno.

Dentro del cuadro clínico que produce la COVID 19 encontramos afectaciones leves donde la tos, las mialgias y el dolor de cabeza son los síntomas más comunes además de diarrea, dolor de garganta y anomalías del olfato o el gusto. (1) Sin embargo, una proporción de pacientes con enfermedad por coronavirus 2019 (COVID-19) puede enfermarse gravemente debido al desarrollo del síndrome de dificultad respiratoria aguda (SDRA) y/o a complicaciones de la enfermedad en sí, causando una considerable morbimortalidad a nivel mundial. (2)

El diagnóstico y la evaluación de estos pacientes ha supuesto un desafío desde el inicio de la pandemia para todos los profesionales. Disponemos de pruebas de laboratorio y pruebas de imagen donde destaca la radiografía de tórax o el TAC pulmonar (2), sin embargo, aunque la TAC tiene el mejor rendimiento diagnóstico, el acceso está limitado por el volumen de pacientes, los recursos y el riesgo de contaminación ambiental además de que los retrasos o la falta de fiabilidad de los resultados de la reacción en cadena de la polimerasa con transcriptasa inversa (RT-PCR) complican el control de la infección.

Esta escasez de pruebas y la urgencia de adaptarse a los escenarios clínicos en evolución han impulsado la adopción de nuevos enfoques para el diagnóstico, evaluación y seguimiento de estos pacientes. (3)

Por todo ello en la actualidad la ecografía surge como una herramienta imprescindible para el clínico y supone una herramienta muy útil para tratar la COVID-19, puesto que se trata de una técnica segura, incruenta, sensible y reproducible a la cabecera del paciente que nos permite abordar las preocupaciones de contaminación ambiental y desinfección de dispositivos más grandes.(3)

Existe evidencia de que la ecografía pulmonar (LUS) es útil para detectar la afectación pulmonar en la COVID, con una precisión mayor que la radiología simple y similar a la TAC. (4)

Sin embargo, y aunque la neumonía es la manifestación grave más frecuente, se han descrito múltiples complicaciones asociadas a la infección por SARS COV 2 como síndrome de dificultad respiratoria aguda, arritmias cardíacas, lesión cardíaca aguda, embolia pulmonar, accidente cerebrovascular, síndrome de Guillain-Barré e infecciones secundarias con una amplia variedad pronóstica: leve, moderada y grave, y potencialmente mortal.

Sabemos que hasta el 17% de los pacientes COVID desarrollan una lesión cardíaca aguda (ACI) tanto por lesión celular inflamatoria directa como por hipoxemia secundaria debido a un desequilibrio entre la oferta y la demanda (3). Dentro de las complicaciones cardiovasculares se incluyen eventos tromboembólicos (22%), insuficiencia cardíaca (12-23%), arritmias malignas (7-16%), miocarditis (8-12%), shock cardiogénico (7%), pericarditis o derrames (1-4%) y síndromes coronarios agudos (<1%) (5). Es en este punto donde la ecografía puede ser de gran ayuda para el enfoque diagnóstico y manejo inicial de la disnea, el dolor torácico y el COVID-19.(3)

Por otro lado, como hemos expuesto, los pacientes con COVID19 desarrollan complicaciones tromboembólicas como el tromboembolismo venoso, incluida la trombosis venosa profunda extensa (con una alta prevalencia) y la embolia pulmonar. Esta descrita una desregulación inmunotrombótica con una respuesta inflamatoria exuberante, fiebres persistentes, marcadores inflamatorios elevados (dímero D, ferritina) y citoquinas proinflamatorias elevadas (proteína C reactiva) (1). Sin embargo, a pesar de la tromboprofilaxis estándar, la TVP es común.

Dentro de las complicaciones encontramos también la encefalopatía, el fallo renal agudo y otras complicaciones gastrointestinales: aminotransferasas elevadas, íleo severo e isquemia mesentérica.(2)

Por tanto, como vemos en la COVID-19 encontramos una afectación multiorgánica, no sólo a nivel pulmonar que influye en el manejo y el pronóstico de los pacientes.

Sabemos que el reconocimiento temprano y la intervención precoz antes del inicio de la disfunción orgánica múltiple ya ha demostrado disminuir la morbilidad y mortalidad en los pacientes con shock indiferenciado. Es en este punto donde la ecografía multiórgano o multiventana cobra una gran importancia y aporta una ayuda invalorable al médico.

Entendemos por ecografía multiórgano a la técnica diagnóstica que nos permite explorar el estado del pulmón y además otros órganos como el corazón, los vasos sanguíneos y el abdomen. Esta descrito el uso de la ecografía multiorgánica en el punto de atención (PoCUS) en pacientes gravemente enfermos en los departamentos de emergencias y unidad de cuidados intensivos con protocolos sistemáticos como el RUSH o el FAST (3,6) que nos ayudan a mejorar la capacidad diagnóstica y manejo de los pacientes.

Por todo ello, puede ser muy útil el uso de la ecografía de diferentes órganos integrada como parte del protocolo de manejo en el COVID ya que en 5-10 minutos permite realizar una valoración global del paciente y puedes repetirla las veces que se precise, permitiendo realizar revaloraciones ante cambios en la evolución clínica del paciente. Además, también puede ser muy útil en el ámbito extrahospitalario donde no tenemos acceso al TAC o a la radiografía de tórax como orientación diagnóstica.

Como inconveniente es cierto que la ecografía clínica no siempre está disponible en todos los centros, no está implantada de forma homogénea y falta formación reglada y acreditada para que el clínico tenga la capacidad para integrar los resultados de esta con la clínica del enfermo puesto que es una técnica operador dependiente los resultados pueden variar en función del clínico que la realice.

Sin embargo, la ecografía nos permite ser más precisos en el diagnóstico del paciente y, por ende, nos permite ajustar mejor los tratamientos y mejorar así el pronóstico por lo que es necesaria la formación de los profesionales sanitarios en esta competencia y la adquisición de más equipos de ecografía portátil para que se aplique tanto en servicios de urgencias como hospitalaria como en ámbitos extrahospitalarios.

En el caso del COVID no existen protocolos de ecografía multiórgano validados para su uso. Por todo ello, bajo esta idea, de que PoCUS multiorgánico podría mejorar el manejo de los pacientes con COVID-19 en 08 de 2020 (3) se reunieron expertos de 27 países y se analizaron y recogieron por primera vez las aplicaciones potencialmente útiles de la ecografía más allá de la ecografía pulmonar (la más estudiada y aceptada hasta el momento) mediante una revisión de toda la evidencia disponible y establecieron un documento de consenso con recomendaciones acerca del uso de la misma en diversas situaciones clínicas relacionadas con aspectos respiratorios, cardiovasculares y tromboembólicos de la COVID-19.

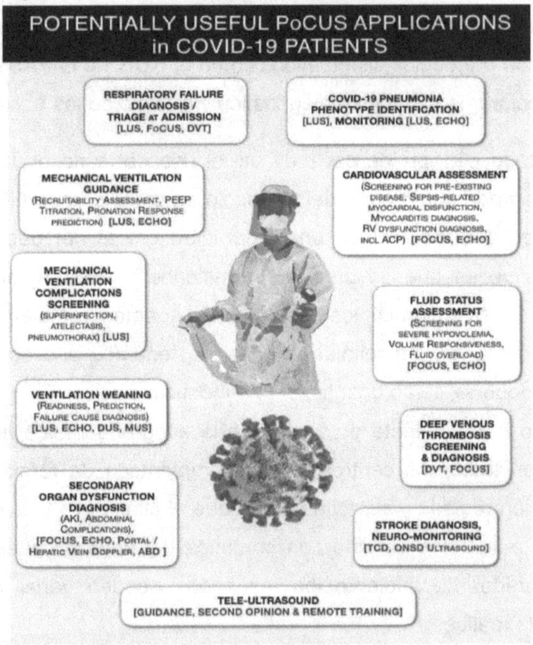

Figura 1(PoCUS) en pacientes con COVID-19. Hussain et al. Multi-organ point-of-care ultrasound for COVID-19 (PoCUS4COVID): international expert consensus.

Introducción

En la actualidad, hay pocos resúmenes sobre POCUS que guíen el manejo del paciente COVID. Este documento fue el primero que recogió la evidencia disponible sobre la posible utilidad de la ecografía multiórgano (PoCUS4COVID) frente a ecografía pulmonar sola en estos pacientes en el diagnóstico, la valoración global del paciente y la detección precoz de sus posibles complicaciones.

En la ecografía multiórgano en el punto de atención o POCUS integrada se incluye:

1. **Ecografía pulmonar:** Cuya aplicación pretende demostrar ser útil en el diagnóstico inicial de COVID-19, diagnóstico diferencial de la disnea y/o diagnóstico de neumonía, ayuda en el triaje inicial del paciente, valoración de la progresión y la gravedad de la infección, así como la monitorización hemodinámica y respiratoria del paciente. Además, su uso puede ayudar en las estrategias de soporte respiratorio como la VMNI y a descartar complicaciones como el neumotórax.

2. **Ecocardiografía (+/- mediciones hemodinámicas)**: Su uso puede ser de ayuda en el diagnóstico del fallo respiratorio agudo y en el triaje del paciente. Contribuye a la valoración inicial de las posibles patologías cardiovasculares asociadas, así como el diagnóstico de complicaciones como miocarditis, IAM, fallo del ventrículo derecho y/o en la valoración de la gravedad y el pronóstico de los pacientes. Además, puede ser de ayuda en la monitorización hemodinámica, guía de los tratamientos, así como descartar complicaciones como el TEP o el taponamiento cardiaco.

3. **Ecografía doppler venosa de miembros inferiores:** detección y el diagnóstico de la enfermedad tromboembólica.

4. **Ecografía diafragmática.** Destete de la ventilación mecánica y ayuda para establecer estrategias de soporte ventilatorio.

5. **Ecografía abdominal** incluidas la ecografía renal, vejiga, grandes vasos, vesícula biliar y hepática (incluyendo muestreo doppler de arteria/vena renal, venas hepáticas y vena porta para diagnóstico de congestión venosa sistémica). FAST.

6. **Ecografía doppler transcraneal y/o del nervio óptico** como ayuda para evaluar la disfunción orgánica secundaria.

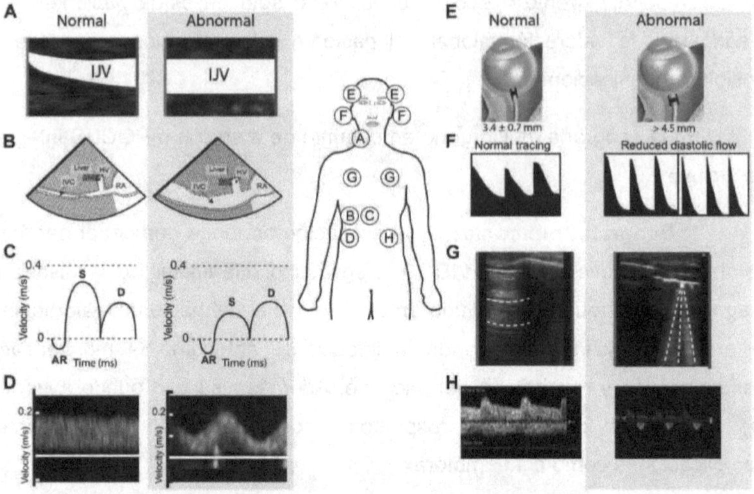

Figura 2 Signos ecográficos extracardíacos de sobrecarga de líquidos. Beaubien-Souligny et al. (A) Vena yugular interna (IJV), (B) vena cava inferior (IVC), (C) flujo venoso hepático, (D) flujo venoso portal, (E) diámetro del nervio óptico, (F) Doppler transcraneal, (G) líneas B pulmonares y (H) Doppler de vena interlobular renal. AR, inversión auricular; D, diastólica; HV, vena hepática; RA, aurícula derecha; S, sistólica

El COVID es una enfermedad relativamente nueva de la que no dejamos de aprender y que está en constante evolución y donde cada vez más la ecografía gana protagonismo frente a otras técnicas diagnósticas.

Las recomendaciones de consenso del documento publicado suponen el punto de partida para la utilización de la ecografía multiorgánica y no sólo de la ecografía pulmonar en el paciente COVID-19 y un avance en el manejo global de estos pacientes. Por ello, y tras lo anteriormente expuesto, con el presente trabajo nos planteamos cual es el uso de la ecografía multiórgano en el paciente con COVID y si existen novedades en la literatura científica.

METODOLOGÍA

1. OBJETIVO PRIMARIO

Evaluar la eficacia del uso de la ecografía a pie de cama en el manejo integral del paciente COVID-19.

2. OBJETIVO SECUNDARIO.

- Analizar el estado actual del uso de la ecografía multiórgano tanto a nivel pulmonar, cardiovascular, su uso en terapias respiratorias, monitorización y seguimiento de la infección o pronóstico.
- Valorar que novedades existen en la literatura que puedan contribuir al manejo de la COVID-19 desde 08/2020 con respecto al uso de la ecografía multiórgano.

3. ESTRATEGIAS DE BÚSQUEDA BIBLIOGRÁFICA.

La estrategia de búsqueda se planteó mediante los siguientes pasos:

1- Realizar la pregunta clave en que se va a basar esta búsqueda mediante una pregunta PICO (o pregunta clínica).
2- Seleccionar las palabras clave de la búsqueda basados en la pregunta PICO.
3- Hacer uso de buscadores científicos
4- Emplear los criterios de inclusión y exclusión para discriminar entre los artículos encontrados.
5- Seleccionar los artículos que se emplearán en la revisión narrativa.

¿ El uso de la ecografía multiorgánica o multiventana mejora el manejo del paciente COVID-19 en comparación con solo el uso de la ecografía pulmonar?

P (Patient)	Pacientes adultos con infección por COVID-19.
I (Intervention)	Ecografía multiorgánica

C (Comparation)	Ecografía pulmonar
O (Outcome)	En el manejo global del paciente COVID

Las palabras clave de la búsqueda emplearon los siguientes Descriptores en Ciencias de la Salud (DeCS) y los Medical Subject Heading (MeSH):

- Ecografía: Ultrasonography (MeSH) / Ultrasound (DeCS).
- Pulmón: Lung (DeCS y MeSH).
- COVID-19: COVID-19 (MeSH) / SARS-COV-2 (MeSH).
- Ecocardiografía: echocardiography (DeCS y MeSH), Focused cardiac ultrasound (MeSH).
- Ecografía en el punto de atención: point-of-care ultrasound (MeSH)
- Ecografía venosa: venous ultrasound (MeSH)

Los buscadores científicos seleccionado para realizar la búsqueda científica han sido:

- Base de datos de estudios y revisiones sistemáticas: Pubmed.
- Metabuscadores: Tripdatabase.
- Sumario de evidencia: Uptodate.
- Revisiones sistemáticas: The Cochrane Library.

La búsqueda avanzada fue:

("lung" AND "ultrasound" OR "Ultrasonography") OR "echocardiography" OR "Focused cardiac ultrasound" OR "point-of-care ultrasound" OR "venous ultrasound") AND ("COVID-19" OR "SARS-CoV2")

Tripdatabase: P: adults covid 19 positive I multi-organ point-of-care ultrasound C: lung AND ultrasound O: nada

4. CRITERIOS DE INCLUSIÓN Y EXCLUSIÓN.

CRITERIOS DE INCLUSIÓN:

- Basados en la especie humana.
- Publicados en inglés y español.
- Con texto completo disponible.
- Adultos + 19.
- Publicados desde 2020/8/1 - 2022/5/1.
- Referencia expresa al empleo de la ecografía y COVID-19.
- Estudios basados en "ensayos clínicos", "meta-análisis", "ensayos controlados aleatorizado", "revisiones" y "revisiones sistemáticas".

CRITERIOS DE EXCLUSIÓN:

Con el objetivo de descartar aquellos estudios que pudiesen perturbar los resultados de la revisión bibliográfica, se excluirán aquellos artículos que presentasen los siguientes criterios de exclusión:

- Artículos que usen una metodología diferente de los seguidos en los criterios de inclusión.
- Artículos con texto completo no disponible.
- Menores de edad o embarazadas.
- Texto disponible en un idioma distinto a inglés o español.
- Artículos que tras leer el título y el abstract no aborden el uso de la ecografía o tengan relación con su uso en COVID-19.
- Estudios duplicados.

RESULTADOS

La búsqueda bibliográfica en las diferentes bases de datos arrojó un total de 3.000 (2252+729+16) artículos, sin aplicar los limitadores ni lectura crítica del título y abstract.

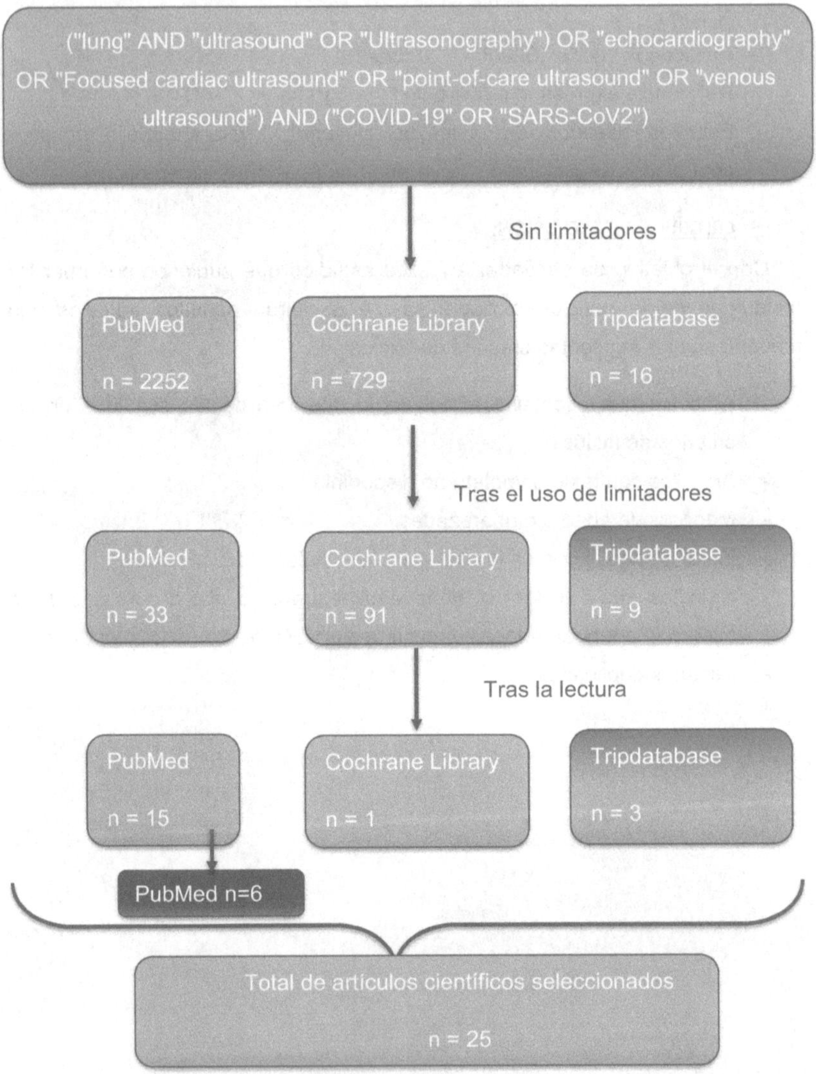

Figura 3 Relación de artículos obtenidos sin limitadores y tras aplicar limitadores y lectura crítica (autoría propia).

El desglose de los artículos analizados es el siguiente:

- PubMed: la búsqueda se inició aplicando los descriptores MeSH expuestos en la Metodología. Se realizó una búsqueda de referencias bibliográficas aplicando el intervalo de tiempo restringido al periodo 2020/8/1 - 2022/5/1, estudios en la especie humana, adultos mayores de 19 años, en inglés y español limitando la búsqueda a aquellos que tuviesen el texto completo libre y fuesen ensayos clínicos, meta-análisis, ensayos controlados aleatorizados, revisiones o revisiones sistemáticas, encontrando 33 artículos. De entre estos artículos, se excluyeron aquellos que en el título o abstract no hacía referencia a la ecografía en el COVID-19 pasando la revisión 16 artículos.
  - Búsqueda inversa: Revisando la bibliografía propuesta de los artículos seleccionados, incluimos finalmente en la revisión 5 artículos más.
- Cochrane Library: en este buscador se utilizaron los descriptores MeSH descritos anteriormente, obteniendo 91 resultados de los que incluimos 1.
- Tripdatabase: en este metabuscador se empleó el apartado específico que permite realizar una búsqueda dirigida mediante la introducción directa de la pregunta PICO sin encontrar nada en un principio y posteriormente cambiando la estrategia de búsqueda y el filtro de la fecha, obtuvimos un total de 9 artículos. De entre estos artículos, se excluyeron de igual forma aquellos que en el título o abstract no hacía referencia al covid o al uso de la ecografía quedando 4 artículos interesantes.
- Uptodate: se introdujo en el buscador la pregunta en inglés utilizando los descriptores MeSH, obteniéndose un total de 178 artículos de los cuales realmente ninguno resultaba útil para responder al objetivo de estudio.

Se eliminaron los estudios repetidos.

Finalmente hemos obtenido 25 referencias bibliográficas que se han utilizado como fuente de conocimiento para los resultados.

Resultados

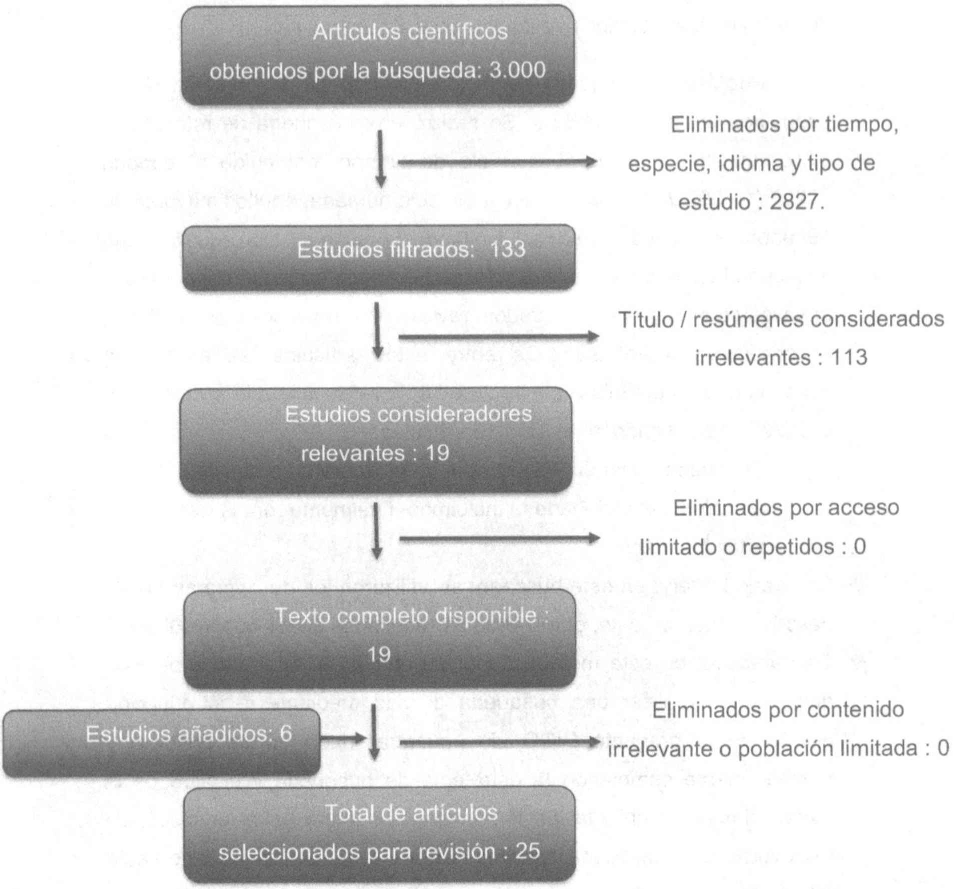

Figura 4 Diagrama de flujo con estudios incluidos y excluidos (elaboración propia).

De los artículos analizados, destacan los siguientes resultados:

Resultados

Título	Tipo de estudio	Autores	Resultados
1. Systematic Review of COVID-19 Related Myocarditis: Insights on Management and Outcome	Systematic Review	Sawalha K et al	La afectación cardiovascular ha sido prominente. Se ha demostrado que la lesión miocárdica y la miocarditis se asocian con una mayor morbilidad y mortalidad. La miocarditis aguda está asociada con la infección por COVID-19 pero no se han establecido pautas para el diagnóstico. En este sentido la ecocardiografía es una herramienta importante en la evaluación de cambios estructurales y funcionales secundarios a la miocarditis. Nos permite excluir otras causas de insuficiencia cardíaca, derrame pericárdico y trombos intracavitarios así como cambios secundarios a la miocarditis: fracción de eyección reducida, derrame pericárdico e hipocinesia difusa.
2. Thoracic imaging tests for the diagnosis of COVID-19.	Systematic Review	Islam M, et al.	La TC de tórax y la ecografía pueden tener más utilidad para descartar COVID-19 que para diferenciar la infección por SARS-CoV-2 de otras causas de enfermedad respiratoria.
3. Application of Lung Ultrasound During the COVID-19 Pandemic: A Narrative Review.	Narrative Review	Convissar DL, et al	La ecografía pulmonar es preferible frente a la radiografía de tórax o TAC en el diagnóstico y monitoreo de pacientes con COVID-19 debida accesibilidad, bajo costo asociado y menor riesgo de propagación infecciosa. Ayuda a diferenciar entre neumonía bacteriana y causas alternativas de disnea. Es útil para el diagnóstico inicial, monitorizar la trayectoria clínica y guiar las opciones de tratamiento y el momento de las intervenciones. Además, las ecografías seriadas son útiles para valorar la respuesta a intervenciones anteriores y la desescalada. Apuntan la importancia de la ecocardiografía en la optimización del manejo del paciente covid.
4. A review of the presentation and outcome of takotsubo	Review	John K et al.	La miocardiopatía de Takotsubo se ha asociado al COVID-19. Aunque las anomalías del ECG se observaron con frecuencia, la

cardiomyopathy in COVID-19.			elevación del segmento ST estuvo presente en solo el 42,3% de los pacientes. El ecocardiograma fue la herramienta diagnóstica más importante y mostró los hallazgos clásicos de la miocardiopatía de Takotsubo o sus variantes.
5. Spectrum of Suspected Cardiomyopathy Due to COVID-19: A Case Series.	Review	Tutor A, et al.	Se vio que pacientes con COVID y Takotsubo tienen una mortalidad más amplia asociando una función sistólica deprimida y niveles muy altos de troponinas sin cambios isquémicos focales en el ECG. Debido a esta similitud en la presentación el diagnóstico debe hacerse meticulosamente ya que el soporte inotrópico empeoraría el pronóstico. Dada la literatura mínima sobre este tema, es evidente que se necesita más información para ayudar a avanzar en el tratamiento y la comprensión de las cardiomiopatías inducidas por COVID-19.
6. Evaluation of myocardial injury patterns and ST changes among critical and non-critical patients with coronavirus-19 disease	Clinical Trial	Liaqat A et al	La afectación miocárdica que se presenta como lesión miocárdica se observa con mayor frecuencia en pacientes con covid en estado crítico en forma de niveles elevados de troponina y anomalías en el ECG (incluidos cambios en el ST y arritmias), y existe una correlación positiva entre la muerte y los niveles de troponina marcadamente elevados y las anomalías del ECG. Si bien la ecocardiografía mostró un predominio de la disfunción ventricular en pacientes críticos, no hubo una asociación sustancial con la mortalidad. Como se puede considerar que la afectación cardíaca en pacientes críticos altera el curso de la enfermedad, se debe tener en cuenta un examen minucioso del estado cardíaco
7.. Sonographic findings in coronavirus disease-19 associated liver damage.	Clinical Trial	Spogis J et al.	En la mayoría de los casos de COVID-19, las enzimas hepáticas elevadas causan poca preocupación, ya que solo son de leves a moderadas. En estos casos, el ultrasonido suele ser poco notable. Sin embargo, en casos graves, la ecografía puede revelar

			complicaciones vasculares, colestásicas o inflamatorias en el hígado, que se asocian con una alta mortalidad. Sin embargo, sigue sin estar claro si estos cambios son causados por el propio SARS-CoV-2 o por la hiperinflamación secundaria.
8. COVID-19-related echocardiographic patterns of cardiovascular dysfunction in critically ill patients: A systematic review of the current literature..	Systematic Review	Messina A, et al.	Sobre las características ecocardiográficas de la infección por COVID-19 la FEVI no parece afectada significativamente, siendo reportada como superior al 50% en la mayoría de los sujetos, mientras que la función diastólica del VI no ha sido evaluada adecuadamente. La disfunción de VD se ha reportado en cifras más altas, pero con criterios variables, lo que dificulta establecer su asociación con una mayor mortalidad.
9. Characteristics and outcome of patients with COVID-19 complicated by Takotsubo cardiomyopathy: case series with literature review	Review	Hegde S, et al.	Dentro de los hallazgos en la ecocardiografía de la CT de Takotsubo: La distribución no coronaria de las anomalías del movimiento de la pared del VI es el sello distintivo. El patrón más común es la hipocinesia apical/acinesia/discinesia con hipercinesia basal (variante típica). Menos del 5% de los pacientes desarrollan el patrón inverso. También describen otros patrones como la CT global, global con preservación de la tapa apical, ventricular media y focal. La mortalidad de los pacientes con Takotsubo secundaria con COVID-19 es alta, y el diagnóstico precoz y el manejo adecuado son imprescindibles para mejorar los resultados.
10. A.B.C. approach proposal for POCUS in COVID-19 critically ill patients.	Narrative Review	Simón R et al.	Utilizando un sistema POCUS A.B.C. en pacientes críticos con COVID-19, similar al que proponen se podría reducir el riesgo de contaminación de los trabajadores de la salud, reduciendo así el riesgo de exposición y el uso de recursos hospitalarios. Garantiza un medio de diagnóstico rápido, accesible y seguro. Proponen un A.B.C. POCUS que se centra en la vía aérea A (intubación orotraqueal), la

			respiración B (síndromes intersticiales, neumotórax, atelectasia, neumonía) y la circulación C (función cardíaca, embolia pulmonar, estado del volumen, trombosis venosa profunda) para la valoración del paciente crítico con COVID.
11. Ultrasound findings of lung ultrasonography in COVID-19: A systematic review.	Systematic Review	Gil-Rodríguez et al.	Los hallazgos ecográficos más frecuentes de COVID-19 son la presencia de líneas B y anomalías pleurales. La puntuación LUS se asocia con el ingreso en la UCI, la necesidad de ventilación mecánica y la muerte. Queda por definir la inclusión del derrame pleural en la puntuación LUS y la estandarización del protocolo de imagen en el LUS COVID-19.
12..Relationship between echocardiographic tricuspid annular plane systolic excursion and mortality in COVID-19 patients: A Meta-analysis.	Meta-Analysis	Zuin M et al	Se ha demostrado que el SDRA inducido por COVID 19 se asocia con un desacoplamiento temprano y pronunciado de la función RV de la circulación pulmonar y que la relación entre TAPSE y la relación de presión sistólica arterial pulmonar (PASP) se suma de manera significativa e independiente a la relevancia pronóstica de la relación PaO2/ FIO2. Un TAPSE bajo debe levantar la sospecha de una anomalía/lesión cardíaca subyacente que pueda afectar el curso clínico de la COVID-19. El bajo valor de TAPSE puede considerarse como una manifestación más temprana de afectación cardíaca o complicaciones en pacientes con COVID-19, lo que recomienda la necesidad de un seguimiento más estrecho debido al mayor riesgo de mortalidad a corto plazo. Los datos actuales sugieren que la evaluación TAPSE puede proporcionar información útil sobre el pronóstico a corto plazo de los pacientes con COVID-19 durante la infección.
13. Tricuspid annular plane systolic excursion (TAPSE)	Meta-Analysis	Martha JW, et al.	Un TAPSE más bajo se asoció con la mortalidad en pacientes con COVID-19. El uso de la ecocardiografía para la evaluación

measured by echocardiography and mortality in COVID-19: A systematic review and meta-analysis.			temprana de la función de VD. Los parámetros ecocardiográficos deben considerarse importantes para el cribado cardíaco en pacientes con COVID-19, especialmente la medición de TAPSE, PASP y derrame pericárdico. La disfunción de VD caracterizada por un TAPSE bajo se asocia directa o indirectamente con un mal pronóstico en COVID-19. Cada disminución de 1 mm en TAPSE se asoció con un aumento en la mortalidad de aproximadamente el 20%.
14.. Lung ultrasound in the diagnosis of COVID-19 infection - A case series and review of the literature	Review.	Buda N et al.	LUS puede ser útil en el diagnóstico de pacientes sospechosos de COVID-19 y se puede utilizar para el seguimiento de la enfermedad. Un examen de ultrasonido es relativamente sencillo y se puede realizar repetidamente en cualquier lugar.
15. Role of Ultrasound-Guided Evaluation of Dyspnea in the Coronavirus Disease 2019 Pandemic.	Review	Neves SE et al.	El SARS COV 2 presenta una afectación multisistémica por lo que es imperativo tener una comprensión básica de la ecografía pulmonar y cardíaca para diferenciar entre la afectación cardíaca y respiratoria ya que ambas pueden presentarse clínicamente como disnea. Podemos descartar neumotórax, evaluar el estado hemodinámico, función ventricular y las patologías cardiovasculares estructurales preexistentes. La evaluación de la función sistólica del VI puede descartar la presencia de miocardiopatía, miocarditis y lesión miocárdica. La evaluación de la función de VD puede identificar la HTA pulmonar resultante de insuficiencia respiratoria grave y proporcionar apoyo para la sospecha de embolia pulmonar. Lo hallazgos pueden facilitar la toma de decisiones clínicas informadas en el inicio del tratamiento, la escalada o el destete en una población de pacientes con una nueva

			enfermedad. Aunque el poder de los estudios actuales sobre el uso de ultrasonidos en COVID-19 es bajo, los resultados son prometedores.
16. COVID-19 and its cardiovascular effects: a systematic review of prevalence studies	Systematic review	Pierpaolo et al.	Encontramos que la hipertensión, la diabetes y la cardiopatía isquémica son comunes en las personas hospitalizadas con COVID-19, y se asocian con un mayor riesgo de progresión de la enfermedad y muerte. En los ingresados en el hospital, los biomarcadores de estrés o lesión cardíaca e inflamación a menudo son anormales asociando múltiples complicaciones cardiovasculares como arritmias, insuficiencia cardíaca y complicaciones trombóticas
17. Multi-organ point-of-care ultrasound for COVID-19 (PoCUS4COVID): international expert consensus	Systematic review. Expert consensus.	Hussain A et al.	1. Nos ayuda en el diagnóstico, el triaje y la estratificación del riesgo de sospecha. 2. Nos permite detectar lesiones cardíacas agudas asociadas o bien la existencia de datos sugestivos de TEP. 3. Ayuda a evaluar la inestabilidad hemodinámica y la disfunción sistólica del VD y/o VI y sirve como guía en el manejo hemodinámico en pacientes con COVID-19 grave. 4. Nos ayuda en el diagnóstico de la enfermedad tromboembólica venosa (TEV) tan prevalente en el COVID y es útil como guía en el soporte respiratorio en pacientes con insuficiencia respiratoria. 5. Nos permite detectar hipovolemia grave en el momento de la presentación y monitorizar la eficacia de la eliminación de líquidos, así como la monitorización respiratoria. 6. Ayuda a detectar complicaciones asociadas a la ventilación, incluyendo neumotórax, neumonía asociada a la ventilación, disfunción diafragmática y fallo del destete. 7. Permite evaluar la disfunción orgánica

			secundaria de diversos órganos. 8. Es un método seguro, fiable y reproducible que ayuda a reducir la propagación ambiental de la infección y el riesgo de infección para los trabajadores de la salud.
18. Appropriate Use of Point-of-Care Ultrasound in Patients with Acute Dyspnea in Emergency Department or In-patient Settings	Systematic review.	Amir Qaseem et al.	Los médicos pueden usar la ecografía en el punto de atención además de la vía diagnóstica estándar en pacientes con disnea aguda en el servicio de urgencias o en entornos hospitalarios. PoCUS aumenta la proporción de diagnósticos correctos en un 32% con una alta sensibilidad, pero una baja especificidad. La precisión de la prueba de POCUS es generalmente aceptable, particularmente para el diagnóstico de insuficiencia cardíaca congestiva o derrame pleural. Sin embargo, la evidencia es limitada sobre su efecto sobre la salud y hay muchas incertidumbres relacionadas con la variación en los protocolos de prueba, la capacitación, la experiencia clínica, el entorno clínico y el equipo.
19. European Respiratory Society statement on thoracic ultrasound	Systematic review	B. Laursen et al	La ecografía pulmonar es rentable y agrega valor diagnóstico y terapéutico para guiar las intervenciones. Es útil para evaluar una posible consolidación pulmonar y como herramienta en el seguimiento y monitorización de la enfermedad pulmonar, así como el diagnóstico de neumotórax. Nos permite detectar la presencia de derrame pleural y evaluar el diafragma.
20. Best Practice Recommendations for Point-of-Care Lung Ultrasound in Patients with Suspected COVID-19.		Duggan NM et al.	La ecografía pulmonar es una herramienta poderosa para evaluar a los pacientes con disnea aguda. Sin embargo, dado que la POCUS pulmonar confiere un riesgo potencial a los proveedores y pacientes en forma de propagación de la enfermedad nosocomial, el desarrollo de protocolos y políticas que minimicen el riesgo al tiempo que maximizan la utilidad clínica son primordiales. Este estudio recomienda un protocolo bilateral

			de seis zonas que enfatiza la adquisición de imágenes de los campos pulmonares posterior y lateral.
21. Application of POCUS in patients with COVID-19 for acute respiratory distress syndrome management: a narrative review	Review.	Xuehui Gao et al.	POCUS es una herramienta de cabecera rápida, factible y segura para la evaluación respiratoria y hemodinámica de pacientes con COVID-19. 1. La ecografía pulmonar nos permite descartar neumonía, así como ayuda en el triaje. Evalúa el progreso de las lesiones pulmonares y su gravedad (LUSS se correlacionó con la gravedad y la progresión de la enfermedad). Junto con la ecocardiografía y la ecografía diafragmática permite guiar y monitorizar los diferentes tratamientos. 2. La ecocardiografía nos permite detectar la disfunción de VD entre los pacientes con infección por COVID-19 así como otras complicaciones graves. 3. Nos permite valorar otras disfunciones orgánicas asociadas al covid y guiar las terapias respiratorias.
22. Critical care ultrasonography during COVID-19 pandemic: The ORACLE protocol		García -Cruz et al.	El protocolo ORACLE permitió la evaluación de la función biventricular, la cardiopatía valvular, el derrame pericárdico, la hemodinámica y la ecografía pulmonar. Ayudó a establecer el diagnóstico de múltiples patologías asociadas con la consiguiente influencia en el manejo médico del paciente: infusión de líquidos y optimización de la precarga en aquellos con capacidad de respuesta a los líquidos, inicio de inotropos en aquellos con disfunción ventricular derecha y síndrome de Takotsubo, y la realización de drenaje pericárdico en pacientes con taponamiento cardíaco. Evitó la sobrecarga de líquidos en pacientes con SDRA. Incluye la evaluación de la función ventricular izquierda y derecha, las válvulas, el derrame pericárdico, la función diastólica y las presiones de llenado, la

			hemodinámica pulmonar, el movimiento de la pared regional, el gasto cardíaco y la estratificación de la gravedad de la afección pulmonar en función de la puntuación LUS
23. Lung ultrasound score as a tool to monitor disease progression and detect ventilator-associated pneumonia during COVID-19-associated ARDS.	Review	D Auguste et al.	Demostraron que la puntuación en el score LUSS se correlacionaba con la gravedad y la progresión de la enfermedad, y tuvo un buen acuerdo con los resultados de los pacientes con COVID-19. De modo que una estrategia de monitorización de LUS para personas con SDRA por COVID-19 es factible, fácilmente aplicable y relacionada con la gravedad de la enfermedad pulmonar, y sugiere que podría contribuir al diagnóstico precoz de las neumonías asociadas a la ventilación.
24. Risk prediction in patients with COVID-19 based on haemodynamic assessment of left and right ventricular function	Review	Taieb et al.	Analizaron una serie de parámetros hemodinámicos del VI y del VD demostrando que casi la mitad de los pacientes ingresado por COVID tienen valores hemodinámicos normales tanto del VD como del VI en su presentación, que los parámetros hemodinámicos del VD están relacionados con parámetros de gravedad y que los parámetros hemodinámicos del VI tienen valor pronóstico además de los parámetros clínicos. De este modo la hemodinámica del VI puede ayudar en la estratificación del riesgo de los pacientes con COVID-19 grave, y la baja producción del VI y la presión de llenado elevada son predictores independientes de mortalidad.
25. Duplex Ultrasound Screening for Deep and Superficial Vein Thrombosis in COVID-19 Patients	Review.	Yale Tung-Chen et al.	En conclusión, los resultados del estudio sugieren que el screening de trombosis mediante ecografía Doppler no es necesario en poblaciones de pacientes con COVID-19 que, aunque precisen ingreso estén estables y sin síntomas de trombosis venosa. Enfatizan la ventaja de usar dosis intermedias de HBPM, así como caminar temprano en pacientes con COVID-19.

Tabla 1 Resumen de los artículos analizados.

DISCUSIÓN

La enfermedad por coronavirus (COVID-19) ha supuesto un cambio en la atención clínica de los pacientes al tratarse de una enfermedad altamente transmisible y potencialmente letal. Las manifestaciones son muy variables y van desde la infección asintomática hasta la insuficiencia multiorgánica y la muerte.

Como hemos explicado al inicio, aunque la afectación pulmonar es la manifestación clínica más dominante, incluido el síndrome de dificultad respiratoria aguda, con la rápida evolución de la investigación sobre el COVID-19 se han descrito múltiples complicaciones asociadas a nivel cardiovascular, así como complicaciones tromboembólicas e infecciones secundarias.

Es esta **afectación multiorgánica** la que nos lleva a plantearnos el uso de la ecografía más allá de la ecografía pulmonar con el objetivo de valorar la utilidad de la misma en la evaluación y el manejo global del paciente COVID, Es decir, adaptar la ecografía multiórgano a la afectación multiórgano que produce la COVID 19.

Los artículos analizados con respecto al uso y las aplicaciones de la ecografía indican o ratifican que efectivamente la **ecografía pulmonar** es útil como herramienta en el **diagnóstico de la infección por SARS COV2 o diagnóstico de neumonía** con una alta sensibilidad frente a la radiografía de tórax (*Convissar DL et al*) (7,8). *Xuehui Gao et al 2022* (9) afirman que LUS puede definir rápidamente alteraciones que afectan a la relación entre el tejido y el aire en el pulmón superficial diferenciando así los hallazgos típicos de la neumonía por COVID cuya afectación suele ser de distribución periférica y postero inferior, ideal para LUS.

Sin embargo, *Islam M et al* reiteran que LUS tiene más utilidad para **descartar COVID** que para diferenciar la infección por SARS COV2 de otros problemas respiratorios. (10) Mediante ecografía pulmonar las probabilidades de obtener un resultado positivo en personas sospechosas (diagnóstico de

COVID) son del 88,9% (IC del 95%: 84,9 a 92,0) en los individuos con COVID-19 y del 23,7% (IC del 95%: 13,3 a 33,8) en los que no lo tienen.

Por lo tanto, ayuda en el diagnóstico, pero **tiene mayor utilidad para descartar la infección por COVID-19** asociando los hallazgos de la misma con la historia clínica que para diferenciarla de otras causas de infección pulmonar, al no poder diferenciar neumonía COVID de otra neumonía viral (*Islam et al, Gao et al).*(8,9)

Estos datos son similares a los descritos en el documento de consenso publicado en 2020 por *Hussain et al* (3) donde evidenciaron que la ecografía pulmonar es más precisa que la radiografía de tórax para el diagnóstico de enfermedades intersticiales, neumonía y neumonía por COVID.19. Y que los hallazgos en la ecografía (las líneas B bilaterales únicas o confluentes, la línea pleural irregular y las consolidaciones subpleurales) aumentan la probabilidad de diagnosticar COVID-19 (sin poder descartar otras neumonías virales) o excluirla (patrón A bilateral) debido a su alto valor predictivo negativo para la neumonía. (3)

Con respecto a los hallazgos más frecuentes asociados al COVID *Gil Rodríguez et al 2022*, en su estudio describen la presencia de líneas B, alteraciones pleurales y distribución bilateral, periférica e irregular con predominio posterior e inferior siendo los derrames pleurales un hallazgo poco frecuente pero más común en paciente graves. (11) Estos resultados coinciden con lo publicado por *Hussain et al* (3). Por otro lado, *Xuehui Gao et al, 2022* describen que, en la etapa inicial de la infección leve, las líneas focales B son el patrón principal mientras que cuando la enfermedad progresa en gravedad la línea pleural engrosada, las líneas B múltiples o fusionadas (haz de luz) y las consolidaciones subpleurales no homogéneas son las características principales. En una etapa ya avanzada, los hallazgos que encontramos son la consolidación hipoecoica y múltiple con signo de hepatización, líneas B difusas y signos de broncograma aéreo extenso.

Para la evaluación de estos hallazgos durante este tiempo se han descrito varios **protocolos** como el LUSS desarrollado por Soldati y en línea con Rouby y Soummer, el índice pronóstico más utilizado durante la pandemia y otros como el BLUE, MLUS o las puntuaciones LUS adaptadas a cada autor. *Duggan NM* (12) recomienda un protocolo de análisis pulmonar bilateral de seis zonas que enfatiza la adquisición de imágenes de los campos pulmonares posterior y lateral. **De todos ellos el LUSS es más fiable**, según *Gil-Rodriguez et al Enero 2022* (11) para descartar afectación pulmonar grave, dada su alta sensibilidad (89,5%) y su valor predictivo negativo (86,6%). (11) Un mayor valor de las puntuaciones LUS basales se asocia con un mayor riesgo de desarrollar resultados desfavorables, como la muerte, el ingreso en la UCI o la necesidad de ventilación mecánica. Coincide con lo publicado un mes más tarde en febrero 2022 por *Xuehui Gao et al* en base al estudio publicado por *Dargent et al* (13) donde demostraron que **la puntuación en el score LUSS** (mediante una sonda curvilínea de baja frecuencia se analizan 6 áreas de cada pulmón: anterior, lateral y posterior divididos en superior e inferior, en total 12 áreas, asignando puntos según lo hallazgos de 0 a 3: normal = 0, líneas B bien definidas = 1, líneas B coalescentes = 2, consolidación = 3. Las anomalías pleurales se caracterizaron como consolidaciones o engrosamiento subpleurales (correspondiente a una puntuación regional de 2) **se correlaciona con la gravedad y la progresión de la enfermedad**, y tuvo un buen acuerdo con los resultados de los pacientes con COVID-19.

Sin embargo, aunque se ha propuesto LUSS como estándar todavía queda pendiente establecerlo como protocolo y homogeneizar sus resultados. Falta además definir el valor pronóstico del derrame pleural en COVID y si su presencia está asociada a una enfermedad más grave (11) así como establecer las limitaciones de LUS para lesiones pulmonares preexistentes y la variación en la especificad de la misma en estos casos. Además, sigue estando pendiente sobre todo ahora en la era post-epidémica, distinguir COVID-19 de otras causas de neumonía (bacterias atípicas, virus de la gripe, etc.) por ecografía.

Pese a todo lo descrito en ocasiones el diagnóstico se complica dado que los pacientes acuden a urgencias con un síntoma como motivo de consulta sin saber si son positivos o no para COVID. La ecografía pulmonar como hemos visto nos permite asociada a la historia clínica descartar la infección, pero para el diagnóstico y la evaluación inicial puede ser muy útil **el uso conjunto** no sólo de la **ecografía pulmonar** sino también de **la ecocardiografía**, pues ha demostrado ser útil para diferenciar causas alternativas de disnea. Ésta es un motivo de consulta muy frecuente en los servicios de urgencias y lleva asociada multitud de patologías tanto respiratorias como cardíacas, algunas de las cuales presentan una alta mortalidad. En los estudios *(Convissar et al, Neves SE et al)* (7,14) hemos visto que el uso conjunto de **la ecografía pulmonar y la ecografía cardíaca** dirigida o POCUS en lugar de LUS sólo, **nos puede optimizar el manejo del paciente covid al tener un mejor rendimiento diagnóstico** en la valoración de la insuficiencia respiratoria aguda y los posibles diagnósticos alternativos de la disnea. (7,14)

La ecografía pulmonar nos permite evaluar el estado del pulmón, la presencia de neumonía covid y/o bacteriana y descartar neumotórax y la ecografía cardíaca focalizada nos permite descartar derrame pericárdico, evaluar la función sistólica del ventrículo izquierdo para descartar la presencia de miocarditis y lesión miocárdica objetivadas en pacientes con COVID-19, además de permitir evaluar el ventrículo derecho ante la sospecha de embolia pulmonar. (14)

Por ello los autores *Neves et al* (14) **proponen el uso de un algoritmo ecográfico para guiar el diagnóstico en pacientes sintomáticos (con disnea)** mediante ecografía pulmonar y ecocardiografía, seguido de la estratificación pronóstica mediante ecografías seriadas. Figura 5 (Anexo).

Sin embargo, la afectación cardiovascular no sólo entra dentro del diagnóstico diferencial, sino que **en muchas ocasiones es secundaria** también al COVID-19.

A pesar de su tropismo pulmonar prevalente existe una creciente evidencia con respecto a los efectos nocivos de COVID-19 en el sistema cardiovascular y varios **patrones posibles de disfunción** asociados (*Messina et al* (15,16): signos de lesión inflamatoria directa (miocarditis) o isquémica (infarto), hipovolemia (debido a fiebre y deshidratación sostenidas), disfunción del ventrículo derecho (RV) relacionada con los efectos de la ventilación mecánica y / o embolia pulmonar, o, eventualmente, disfunción cardiovascular debido a sepsis bacteriana o fúngica superpuesta. Estas complicaciones no sólo son comunes, sino que **se asocian con un aumento de la mortalidad** y no llevan a la utilidad de la ecocardiografía en estos pacientes. (17)

Dada la amplia variedad de afectación los hallazgos ecocardiográficos son variables. Van desde anomalías específicas del movimiento de la pared regional del ventrículo izquierdo (VI) o derecho (VD) hasta diferentes grados de disfunción cardíaca global relacionada *Messina et al* (15,16).

Sawalha K et al, (16) indican que para el diagnóstico de la miocarditis **la ecocardiografía es una herramienta esencial** permitiéndonos evaluar cambios estructurales y funcionales secundarios. Aunque no existen características ecocardiográficas específicas, encontraron en un 50% una fracción de eyección reducida, en un 42% derrame pericárdico y en un 25% hipocinesia difusa. (16) **El diagnóstico de la misma puede tener implicaciones en el tratamiento,** como el uso de corticoides, inhibidores de il6, inmunoglobulinas o colchicina todavía discutibles.

Por otro lado, también se ha descrito asociado al COVID un tipo especial de la **miocardiopatía, la de Takotsubo.** Una forma reversible única de miocardiopatía que se presenta con síntomas y signos que simulan un infarto agudo de miocardio, sin estenosis, trombosis o espasmo de las arterias coronarias reales. Esto es importante dadas las implicaciones del tratamiento. En el COVID la MC de Takotsubo puede ser primaria debido al estrés emocional asociado con la pandemia mundial o secundaria debido a la infección por diversas causas no establecidas. En su estudio *John K et al* (5) indicaron que **el ecocardiograma mostró los hallazgos clásicos de la miocardiopatía de Takotsubo o sus variantes** asociando en un 50% una función sistólica reducida y *Hegde et al* (18) indican que **la distribución no coronaria** de las anomalías del movimiento de la pared del VI **es el sello distintivo** en la ecocardiografía siendo el patrón más común la hipocinesia apical/acinesia/ discinesia con hipercinesia basal (variante típica).

Estos pacientes **asocian una mayor mortalidad** según *Tutor et al* (19) asociando niveles muy altos de troponinas sin cambios isquémicos focales en el ECG. El diagnóstico de esta miocardiopatía es importante puesto que el soporte inotrópico empeoraría el pronóstico en estos pacientes.

Sin embargo, **la anomalía cardíaca más frecuente es la disfunción del ventrículo derecho.** (17,20) La disfunción del VD se define como la presencia de sobrecarga de presión y/o volumen al VD. La sobrecarga de volumen la definimos como dilatación del VD (diámetro basal medido >41 mm) y la sobrecarga de presión como el movimiento discinético del tabique durante la sístole final. Según la Sociedad Americana de Ecocardiografía **la disfunción del VD** está presente cuando los parámetros para cuantificar la función del VD son menores que el valor más bajo del rango normal: 1. la excursión sistólica del plano anular tricúspide (**TAPSE**) es inferior a 17 mm, la **onda Doppler S pulsada** es inferior a 9,5 cm por segundo, el **cambio de área fraccional del VD** es inferior al 35%, o la fracción de eyección de VD es inferior al 45%.

Martha et al 2021 describieron que **la disfunción del VD se asociaba a aumento de la mortalidad** y demostraron que la disminución de 1 mm en TAPSE se asocia con un aumento en la mortalidad de aproximadamente el 20% siendo esta una medida a tener en cuenta la evaluación global de los pacientes. Más tarde *Zuin et al* (21) han demostrado el papel pronóstico de TAPSE e indican que un bajo valor de TAPSE debe hacernos sospechar de una lesión cardíaca subyacente y puede considerarse como una **manifestación temprana de afectación la cardíaca o la existencia de complicaciones** en pacientes con COVID-19, por lo que recomienda un seguimiento más estrecho en pacientes con TAPSE bajo debido al mayor riesgo de mortalidad a corto plazo. Por lo tanto, este parámetro ecocardiográfico debe considerarse como una **herramienta pronóstica adicional** para los sujetos con infección por SARS-CoV-2.

Por otro lado, la dilatación del VD puede causar el desplazamiento del tabique interventricular hacia la izquierda, de modo que el "signo D" también es un método simple para evaluar el tamaño del VD. Esta **dilatación del VD**

puede impedir el llenado diastólico del ventrículo izquierdo, produciendo una disfunción de este.

Mediante ecocardiografía podemos medir parámetros hemodinámicos no invasivos que se correlacionan con mediciones invasivas y que pueden influir en la mortalidad y ayudar en la estratificación del riesgo.

Sobre esta premisa *Taieb et al 2021* (22) en su estudio analizando una serie de parámetros hemodinámicos en tiempo real del VI y del VD, de una forma sencilla y reproducible **han demostrado** que casi la mitad de los pacientes ingresado por COVID tienen valores hemodinámicos normales tanto del VD como del VI en su presentación, **que los parámetros hemodinámicos del VD (pero no del VI) están relacionados con parámetros de gravedad y los parámetros hemodinámicos del VI (pero no del VD) tienen valor pronóstico** además de los parámetros clínicos. De este modo, la hemodinámica del VI puede ayudar en la estratificación del riesgo de los pacientes con COVID-19 grave.(17,22)

Con respecto al documento previo de *Hussain et al,* los datos son similares aportando la utilidad sobre la medición de la función diastólica del VD y la función sistólica del VI. Ahora sabemos que el deterioro de la función diastólica o TAPSE bajo tiene implicaciones pronósticas asociándose con una mayor mortalidad y la hemodinámica del VI puede ser un predictor independiente de mortalidad ayudándonos en la estratificación del riesgo.

De hecho**, *García-Cruz et al.* han propuesto un algoritmo de ecografía multiórgano** en base estos datos, **el protocolo ORACLE**, para realizar una evaluación sistémica rápida de la función biventricular, la cardiopatía valvular, el derrame pericárdico, la hemodinámica y la ecografía pulmonar mediante POCUS.(23) Figura 6 (Anexo)

En este protocolo se demuestra la relevancia y viabilidad de un protocolo de ecografía combinada en la evaluación inicial de pacientes con infección por COVID-19. El protocolo **incluyó** la evaluación de la función ventricular izquierda y derecha, las válvulas, el derrame pericárdico, la función diastólica y las presiones de llenado, la hemodinámica pulmonar, el movimiento de la pared regional, el gasto cardíaco y la estratificación de la gravedad de la afección pulmonar en función de la puntuación LUS. **Demostraron** que la aplicación del algoritmo permitió la **adquisición rápida de imágenes**, tuvo un impacto en la toma de **decisiones**, ya que el análisis de pacientes con disfunción y dilatación de RV condujo al diagnóstico de siete casos de embolia pulmonar y ayuda a establecer el **diagnóstico** de hipovolemia, miocarditis, pericarditis, derrame pericárdico, miocardiopatía por estrés, cardiopatía valvular, endocarditis, embolia pulmonar y síndrome de bajo gasto cardíaco. Además, objetivaron que el algoritmo tuvo un **impacto en el manejo** del paciente: infusión de líquidos y optimización de la precarga en aquellos con capacidad de respuesta a los líquidos, inicio de inotropos en aquellos con disfunción ventricular derecha y síndrome de Takotsubo, y drenaje pericárdico en aquellos que lo precisaban. Por ello, **el protocolo ORACLE es aplicable, seguro, permite la evaluación inicial del paciente COVID** ayudándonos a establecer el diagnóstico de múltiples patologías con la consiguiente influencia en el manejo médico. Sin embargo, es necesario ampliar estudios como este necesitando más estudios a gran escala para validarlos.

Siguiendo con la afectación multiorgánica, los pacientes COVID pueden desarrollar disfunción multiorgánica secundaria, incluida la lesión renal aguda (IRA), la lesión hepática, la alteración gastrointestinal, la disfunción cardíaca, así como la hipercoagulabilidad con eventos tromboembólicos, como el accidente cerebrovascular isquémico.

Estas disfunciones pueden ser evaluadas con POCUS. Según Gao et al y *Hussaín et al* (3,17), PoCUS puede identificar las causas postrenales y prerrenales de la IRA (mediante la evaluación del estado del volumen y la hemodinámica). Además, puede detectar congestión venosa sistémica, muy importante en el fracaso renal. Sabemos que la hipertensión venosa sistémica resultante de la sobrecarga de líquidos y la insuficiencia ventricular derecha se asocia con lesiones multiorgánicas y resultados adversos.

Con respecto a la evaluación de esta congestión sistémica **no hemos encontrado en nuestra búsqueda ningún estudio** en referencia a la evaluación de esta específicamente en el paciente COVID. En el documento de consenso de *Hussain et al* 2020, refieren que la ecografía multiórgano nos puede ayudar a evaluar la congestión y así el riesgo de IRA, basándose en el estudio publicado por *Beaubien-Souligny et al en 2020* (24). En él se demostró la utilidad de POCUS para detectar congestión o hipertensión venosa sistémica clínicamente significativa combinando mediante ecografía, el diámetro de la vena cava inferior y la forma de onda doppler venosa de la vena hepática, la vena porta y la arteria intrarrenal. Demostraron que la presencia de al menos dos alteraciones graves (Doppler en vena hepática, portal o intrarrenal) con una VCI ≥2 cm de diámetro (VExUS grado 3) indicaba un alto riesgo de IRA.

Posteriormente, se ha descrito el uso de VeXUS en Insuficiencia cardíaca para el manejo de la congestión y el manejo de líquidos. **Con respecto a esto,** en pacientes con COVID-19, la sobrecarga de líquidos puede exacerbar la disfunción pulmonar por lo que cobra importancia un buen manejo en la administración de los mismos. *Hussain et al,* en base a la evidencia recomiendan el uso de FOCUS para detectar la hipovolemia moderada-grave al inicio, y los índices de respuesta a líquidos basados en Doppler (VTI) para guiar el tratamiento posterior. Recomiendan PoCUS multiorgánico para monitorizar la eficacia de la eliminación de líquidos, no solo por los hallazgos de LUS de reducción de áreas de patrón B, sino también por signos ecocardiográficos de resolución de sobrecarga de volumen y disminución de las presiones de llenado de VI.

Como hemos dicho, la sobrecarga de líquidos y la insuficiencia ventricular derecha se asocian con congestión sistémica y disfunción multiorgánica. En el COVID, esta descrita la disfunción del VD como la anomalía cardíaca más frecuente y, además, ésta puede precipitarse si se realiza una reanimación excesiva con líquido que, a su vez, puede causar el desplazamiento del tabique interventricular hacia el izquierdo impidiendo el llenado diastólico del VI conduciéndonos a edema pulmonar e hipoxemia que empeoraría aún más el fallo del VD. Por tanto, el análisis de la función del VD como de la congestión sistémica **podría ayudarnos a predecir el fallo renal agudo además de otras disfunciones orgánicas** (como la hepática) y ayudarnos en el **manejo de líquidos**. Se necesitan más estudios al respecto.

La ecografía, además, **puede evaluar la complicaciones gastrointestinales** agudas en pacientes con COVID-19.(17). *Spogis J et al* (24) en su estudio demostraron la utilidad de la ecografía en la valoración de los pacientes COVID con enzimas hepáticas elevadas, principalmente en los casos graves donde **la ecografía puede revelar complicaciones vasculares, colestásicas o inflamatorias** en el hígado, que se asocian con una alta mortalidad.

La ecografía puede detectar microémbolos circulantes dentro de las arterias cerebrales mediante ultrasonido Doppler transcraneal (17) y es muy útil en el diagnóstico de la trombosis venosa profunda, tan prevalente en el paciente COVID. **Sin embargo, Yale Tung-Chen et al**(25) de 2022, en su estudio han objetivado una incidencia de eventos trombóticos casi nula en contraste con la incidencia reportada hasta el momento. Esto puede ser por la presencia de casos más leves de neumonía por COVID, la edad más joven de la población incluida y la administración de corticoides (90%) y HBPM. Aún así, nos lleva pensar que puede existir una menor incidencia de TVP o TVS y que el screening de trombosis mediante ecografía Doppler no es necesario en poblaciones de pacientes con COVID-19 qué estén estables y sin síntomas de trombosis venosa. Destacando la utilidad de usar dosis intermedias de HBPM y caminar temprano en estos pacientes.

Por último, voy nombrar el papel de la ecografía para monitorizar la trayectoria clínica, guiar las opciones de tratamiento y el momento de realizar las intervenciones *(Convissar et al)* (7) puesto que como hemos comentado los hallazgos en la ecografía van cambiando con la progresión de la enfermedad y podemos repetirla las veces necesarias. **Nos permite evaluar el progreso de las lesiones pulmonares y la gravedad de la COVID-19**. Combinando la ecografía pulmonar con la ecocardiografía, la ecografía diafragmática podemos orientar los tratamientos y guiar los tratamientos integrales para el SDRA asociado. *Gao et al* indican que POCUS es vital en pacientes con SDRA y propone una hoja de ruta para el posible uso integral de POCUS en COVID-19 SDRA. Figura 7 (Anexo).

Entre estos tratamientos entra la ventilación como soporte respiratorio. POCUS se puede utilizar para seguir el curso de la neumonía por COVID-19 y **monitorizar la respuesta al soporte de ventilación**.(17) Sabemos que la terapia de alto flujo y la ventilación mecánica no invasiva se reservan para los pacientes en la etapa temprana del SDRA, sin embargo estos pacientes presentan un deterioro rápido que puede conllevar a intubaciones emergentes. POCUS es una herramienta valiosa para la monitorización cercana y en tiempo real de la función pulmonar, que se puede utilizar para determinar el momento de la ventilación mecánica invasiva (17) y como ayuda para adaptar la estrategia ventilatoria (volumen y niveles de PEEP apropiados). *Convissar et al* (7) indican que los hallazgos de la ecografía pueden orientar la necesidad de posicionamiento prono temprano y realizar cambios en la titulación de la presión positiva al final de la espiración (PEEP) para mejorar la aireación o la necesidad de PEEP adicional. Además, puede suponer una ayuda en la decisión de destetar al paciente. Esto va en la misma línea *que Hussain et al* (3) donde se sugiere el uso de POCUS como guía en las terapias de soporte respiratorio, pero todavía hacen falta estudios para predecir el papel de LUS y POCUS como guía en las terapias respiratorias.

En nuestra búsqueda no hemos encontrado nuevos artículos sobre el papel de la **ecografía diafragmática** y su uso en ventilación mecánica en COVID. *Hussain et al,*(3) describieron que la lesión diafragmática inducida por la ventilación se puede evaluar con el ultrasonido (excursión diafragmática y la fracción de engrosamiento) y su uso combinado con la puntuación de LUSS y la evaluación del VI **podía mejorar el éxito del destete**. Además, según la revisión que realizaron la evaluación de la fracción de engrosamiento de los músculos intercostales paraesternales parece prometedora para predecir el fracaso del destete. Por todo ello, recomiendan PoCUS multiorgánico (a través de parámetros de disfunción cardíaca, pulmonar y diafragmática) sobre RX y TAC para evaluar la preparación para el destete, predecir el éxito y diagnosticar la(s) causa(s) del fracaso del mismo. Sin embargo, la evaluación de las indicaciones de destete en pacientes sometidos a ventilación mecánica sigue siendo un gran desafío y son necesarios más estudios para evaluar el impacto de la ecografía y su uso como guía en la misma.

En definitiva, los resultados de los estudios analizados demuestran la utilidad del uso de la ecografía multiórgano en los pacientes COVID-19. Siendo POCUS una herramienta rápida, factible y segura que nos permite evaluar globalmente a estos pacientes ayudando en el diagnóstico de múltiples patologías asociadas con la consiguiente influencia en el manejo médico. Sin embargo, es necesario reunir evidencia clínica de alta calidad mediante el diseño de estudios a gran escala que implementen el ultrasonido como una herramienta de diagnóstico y seguimiento en el manejo de estos pacientes mediante protocolos validados y reproducibles por todos a la cabecera del paciente.

LIMITACIONES

Pese a demostrar la potencial utilidad de la ecografía multiórgano existen algunas limitaciones para su uso.

1. Para visualizar las lesiones con LUS éstas deben extenderse a la superficie pleural y la consolidación tiene que estar dentro de una ventana intercostal, es decir, habrá un número de casos que no podremos identificar.
2. LUS no puede identificar la cronicidad de la lesión, lo que limita su uso en pacientes con patología pulmonar preexistente. Además, no nos permite diferenciar entre neumonía covid y otras causas de neumonía viral.
3. No nos permite diferenciar diferentes subtipos de COVID y su asociación con peor pronóstico o gravedad.
4. La ecografía multiórgano está limitada por la técnica de la misma siendo este operador dependiente de modo que los resultados están influidos por el clínico que la realiza.
5. Las enfermedades cardíacas preexistentes pueden influir en los resultados de la ecocardiografía. Actualmente, no podemos discriminar el riesgo cardiovascular preexistente asociado con COVID-19 con el impacto real del virus.
6. El beneficio de LUS y POCUS en pacientes ventilados con COVID-19 es solo teórico.

La mayor limitación de nuestra revisión ha sido la escasez de estudios en referente al uso de la ecografía multiórgano en el COVID y la existencia de protocolos validados. El COVID es una enfermedad relativamente nueva en constante evolución y donde cada vez más la ecografía gana protagonismo frente a otras técnicas diagnósticas. Los resultados hasta la fecha son prometedores y defendidos por multitud de expertos, siendo necesario reunir evidencia clínica de alta calidad mediante el diseño de estudios a gran escala para implementar el ultrasonido como una herramienta de diagnóstico y navegación en tiempo real para el manejo de estos pacientes.

FUTURAS LÍNEAS DE INVESTIGACIÓN

Dado que la ecografía nos permite detectar complicaciones y disfunciones multiorgánicas secundarias al covid, tales como complicaciones vasculares, colestásicas o inflamatorias en el hígado, descartar neumotórax o taponamiento cardíaco, identificar las causas postrenales y prerrenales del fallo renal agudo, detectar microémbolos circulantes dentro de las arterias cerebrales y diagnosticar trombosis venosa profunda, aunque no es necesario un cribado en pacientes estables sin síntomas de trombosis venosa, es MUY MUY necesaria más investigación para:

1. Establecer el protocolo LUSS como estándar, homogéneo y establecer valor pronóstico del derrame pleural entre los hallazgos, así como las limitaciones de LUSS con respecto a lesiones preexistentes y otras causas de neumonía.
2. Valorar si existe relación entre la gravedad de la afectación cardiovascular con distintos subtipos de covid.
3. Establecer la incidencia de TVP real y la necesidad de cribado con ecografía, así como el papel de la TVP en la estratificación del riesgo y su correlación con los distintos fenotipos de neumonía.
4. Se necesitan más estudios sobre el beneficio de la ecografía en los pacientes ventilados y su papel en la toma de decisiones y en la monitorización de estos pacientes incluyendo el uso de la ecografía diafragmática.
5. Validar el sistema VExUS en pacientes con COVID-19 y determinar si puede usarse para individualizar el manejo hemodinámico de la congestión venosa y por tanto de la perfusión de órganos.
6. Establecer si la evaluación asistida por POCUS del estado de volumen integrando los hallazgos de la ecografía con las estrategias descongestivas y de manejo de líquidos se traduciría en un mejor resultado en los pacientes.
7. Establecer protocolos validados que incluyan todas las posibilidades de utilización de la ecografía.

CONCLUSIONES

- POCUS es una herramienta de cabecera rápida, factible y segura para la evaluación respiratoria y hemodinámica en pacientes con COVID-19 y nos puede ayudar a estratificar el riesgo, la predicción de resultados.

- La **ecografía pulmonar** combinada con la historia clínica es una herramienta clave para la aproximación diagnostica, gravedad y progresión de la enfermedad.

- La **ecocardiografía** nos permite identificar complicaciones y valorar la función del VD. La valoración hemodinámica del VI puede ayudar en la estratificación del riesgo de los pacientes con COVID-19 grave.

- El **uso conjunto** de la ecografía pulmonar y la ecocardiografía tiene un mejor rendimiento diagnóstico en la valoración de la insuficiencia respiratoria aguda y los posibles diagnósticos alternativos de la disnea.

- La **ecografía combinada** puede guiar los tratamientos integrales en el SDRA en el COVID y monitorizar la respuesta a los tratamientos como la VMNI.

BIBLIOGRAFÍA

1. COVID-19: Clinical features - UpToDate [Internet]. [citado 9 de mayo de 2022]. Disponible en: https://www.uptodate.com/contents/covid-19-clinical-features?search=covid%2019&source=search_result&selectedTitle=3~150&usage_type=default&display_rank=13

2. COVID-19: Epidemiology, clinical features, and prognosis of the critically ill adult - UpToDate [Internet]. [citado 9 de mayo de 2022]. Disponible en: https://www.uptodate.com/contents/covid-19-epidemiology-clinical-features-and-prognosis-of-the-critically-ill-adult/print?search=covid%2019&source=search_result&selectedTitle=18~150&usage_type=default&display_rank=18

3. Hussain A, Via G, Melniker L, Goffi A, Tavazzi G, Neri L, et al. Multi-organ point-of-care ultrasound for COVID-19 (PoCUS4COVID): international expert consensus. Crit Care. diciembre de 2020;24(1):702.

4. La ecografía multiórgano es una prueba inocua, barata, sensible y útil para el diagnóstico y complicaciones de la COVID-19 [Internet]. [citado 9 de mayo de 2022]. Disponible en: https://www.fesemi.org/informacion/prensa/semi/la-ecografia-multiorgano-es-una-prueba-inocua-barata-sensible-y-util-para-el?msclkid=d31f1c3acee411ec8667fa52ac8209b5

5. John K, Lal A, Mishra A. A review of the presentation and outcome of takotsubo cardiomyopathy in COVID-19. Monaldi Arch Chest Dis. 23 de marzo de 2021;91(3).

6. Indications for bedside ultrasonography in the critically-ill adult patient - UpToDate [Internet]. [citado 9 de mayo de 2022]. Disponible en: https://www.uptodate.com/contents/indications-for-bedside-ultrasonography-in-the-critically-ill-adult-patient?search=%20Indicaciones%20para%20la%20ecograf%C3%ADa%20de%20cabecera%20en%20el%20paciente%20adulto%20en%20estado%

20cr%C3%ADti&source=search_result&selectedTitle=1~150&usage_type=default&display_rank=1

7. Convissar DL, Gibson LE, Berra L, Bittner EA, Chang MG. Application of Lung Ultrasound During the COVID-19 Pandemic: A Narrative Review. Anesth Analg. agosto de 2020;131(2):345-50.

8. Islam N, Ebrahimzadeh S, Salameh JP, Kazi S, Fabiano N, Treanor L, et al. Thoracic imaging tests for the diagnosis of COVID-19. Cochrane Database Syst Rev. 16 de marzo de 2021;3:CD013639.

9. Gao X, Zou X, Li R, Shu H, Yu Y, Yang X, et al. Application of POCUS in patients with COVID-19 for acute respiratory distress syndrome management: a narrative review. BMC Pulm Med. 5 de febrero de 2022;22(1):52.

10. Ebrahimzadeh S, Islam N, Dawit H, Salameh JP, Kazi S, Fabiano N, et al. Thoracic imaging tests for the diagnosis of COVID-19. Cochrane Database Syst Rev. 16 de mayo de 2022;2022(5):CD013639.

11. Gil-Rodríguez J, Pérez de Rojas J, Aranda-Laserna P, Benavente-Fernández A, Martos-Ruiz M, Peregrina-Rivas JA, et al. Ultrasound findings of lung ultrasonography in COVID-19: A systematic review. Eur J Radiol. marzo de 2022;148:110156.

12. Duggan NM, Shokoohi H, Liteplo AS, Huang C, Goldsmith AJ. Best Practice Recommendations for Point-of-Care Lung Ultrasound in Patients with Suspected COVID-19. J Emerg Med. octubre de 2020;59(4):515-20.

13. Dargent A, Chatelain E, Si-Mohamed S, Simon M, Baudry T, Kreitmann L, et al. Lung ultrasound score as a tool to monitor disease progression and detect ventilator-associated pneumonia during COVID-19-associated ARDS. Heart Lung. octubre de 2021;50(5):700-5.

14. Neves SE, Fatima H, Walsh DP, Mahmood F, Chaudhary O, Matyal R. Role of Ultrasound-Guided Evaluation of Dyspnea in the Coronavirus

Disease 2019 Pandemic. J Cardiothorac Vasc Anesth. diciembre de 2020;34(12):3197-202.

15. Messina A, Sanfilippo F, Milani A, Calabrò L, Negri K, Monge García MI, et al. COVID-19-related echocardiographic patterns of cardiovascular dysfunction in critically ill patients: A systematic review of the current literature. J Crit Care. octubre de 2021;65:26-35.

16. Sawalha K, Abozenah M, Kadado AJ, Battisha A, Al-Akchar M, Salerno C, et al. Systematic Review of COVID-19 Related Myocarditis: Insights on Management and Outcome. Cardiovasc Revasc Med. febrero de 2021;23:107-13.

17. Gao X, Zou X, Li R, Shu H, Yu Y, Yang X, et al. Application of POCUS in patients with COVID-19 for acute respiratory distress syndrome management: a narrative review. BMC Pulm Med. 5 de febrero de 2022;22(1):52.

18. Hegde S, Khan R, Zordok M, Maysky M. Characteristics and outcome of patients with COVID-19 complicated by Takotsubo cardiomyopathy: case series with literature review. Open Heart. octubre de 2020;7(2):e001360.

19. Tutor A, Unis G, Ruiz B, Bolaji OA, Bob-Manuel T. Spectrum of Suspected Cardiomyopathy Due to COVID-19: A Case Series. Curr Probl Cardiol. octubre de 2021;46(10):100926.

20. Martha JW, Pranata R, Wibowo A, Lim MA. Tricuspid annular plane systolic excursion (TAPSE) measured by echocardiography and mortality in COVID-19: A systematic review and meta-analysis. Int J Infect Dis. abril de 2021;105:351-6.

21. Zuin M, Rigatelli G, Roncon L, Zuliani G. Relationship between echocardiographic tricuspid annular plane systolic excursion and mortality in COVID-19 patients: A Meta-analysis. Echocardiography. septiembre de 2021;38(9):1579-85.

22. Taieb P, Szekely Y, Lupu L, Ghantous E, Borohovitz A, Sadon S, et al. Risk prediction in patients with COVID-19 based on haemodynamic assessment of left and right ventricular function. Eur Heart J Cardiovasc Imaging. 19 de octubre de 2021;22(11):1241-54.

23. García-Cruz E, Manzur-Sandoval D, Rascón-Sabido R, Gopar-Nieto R, Barajas-Campos RL, Jordán-Ríos A, et al. Critical care ultrasonography during COVID-19 pandemic: The ORACLE protocol. Echocardiography. 2020;37(9):1353-61.

24. Beaubien-Souligny W, Rola P, Haycock K, Bouchard J, Lamarche Y, Spiegel R, et al. Quantifying systemic congestion with Point-Of-Care ultrasound: development of the venous excess ultrasound grading system. Ultrasound J. diciembre de 2020;12(1):16.

25. Spogis J, Hagen F, Thaiss WM, Hoffmann T, Malek N, Nikolaou K, et al. Sonographic findings in coronavirus disease-19 associated liver damage. PLoS One. 2021;16(2):e0244781.

26. Tung-Chen Y, Calderón R, Marcelo C, Deodati F, Mateos M, Castellano A, et al. Duplex Ultrasound Screening for Deep and Superficial Vein Thrombosis in COVID-19 Patients. Journal of Ultrasound in Medicine. 2022;41(5):1095-100.

ANEXOS

Fig 5

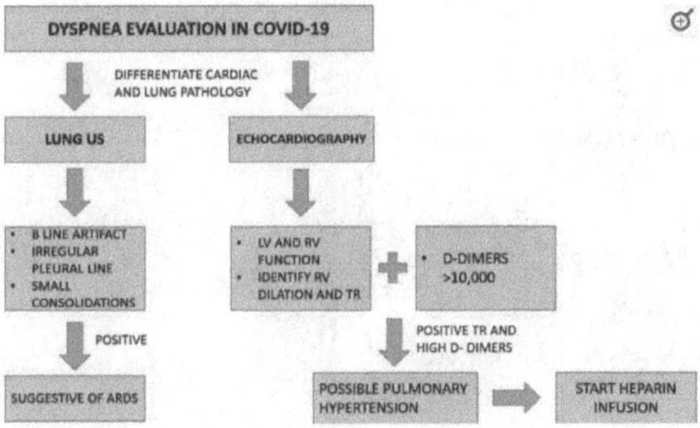

An algorithm for ultrasound-guided evaluation of dyspnea in coronavirus disease-2019 patients. ARDS, acute respiratory distress syndrome; COVID-19, coronavirus dise 2019; LV, left ventricle; RV, right ventricle; TR, tricuspid regurgitation; US, ultrasound.

Figura 5 Algoritmo ecográfico para guiar el diagnóstico en pacientes sintomáticos (con disnea), Neves et al.

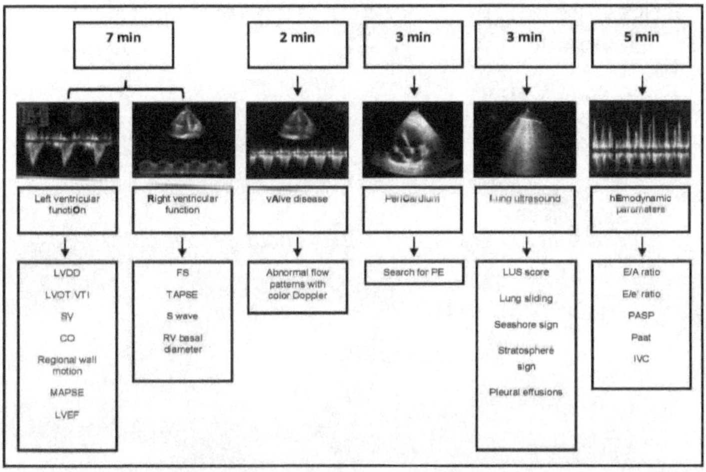

LVDD: left ventricular diastolic diameter, **LVEF:** left ventricular ejection fraction, **MAPSE,** mitral annular plane systolic excursion, **LVOT VTI:** left ventricular outflow tract velocity-time integral, **SV:** stroke volume, **CO:** cardiac output, **RV**: right ventricular, **FS:** fractional shortening, **TAPSE:** tricuspid annular plane systolic excursion, **S wave:** peak systolic tissue velocity at the tricuspid annulus, **LUS:** lung ultrasound, **PASP:** pulmonary artery systolic pressure, **Paat:** pulmonary acceleration time, **IVC:** inferior vena cava, **PE:** pericardial effusion

Echocardiography, Volume: 37, Issue: Pages: 1353-1361, First published: 29 August 2020, DOI: (10.1111/echo.1

Figura 6 Algoritmo de ecografía multiórgano, el protocolo ORACLE García-Cruz et al.

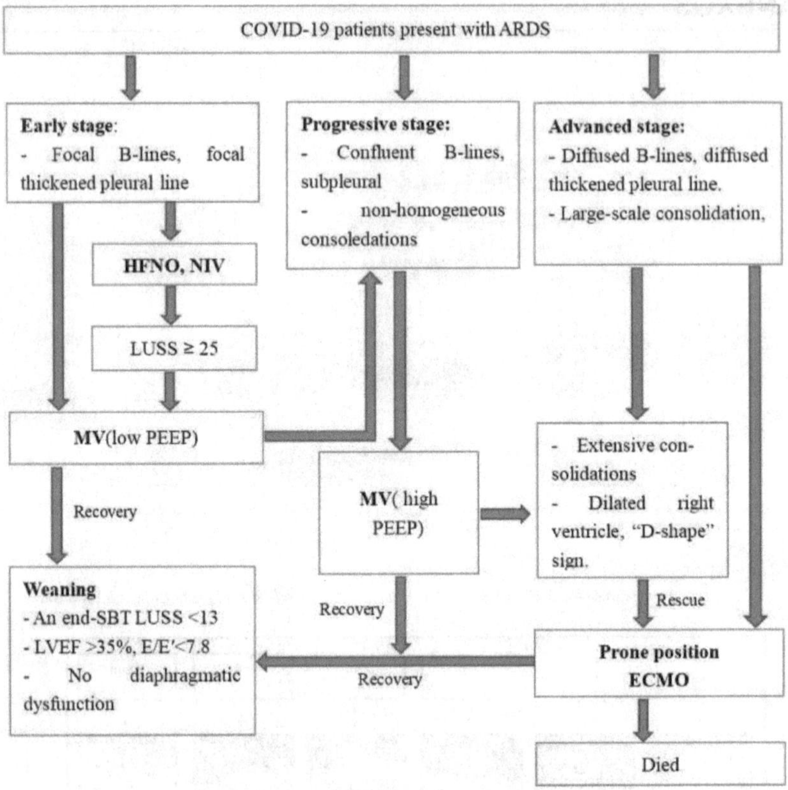

Figura 7 Algoritmo del uso integral de POCUS en SDRA COVID-19 SDRA. Gao et al.

Kolibri 360 GmbH
Ferdinand-Jühlke-Straße 7
99095 Erfurt, Deutschland
produktsicherheit@kolibri360.de

Druck:
CPI Druckdienstleistungen GmbH
im Auftrag der
Kolibri 360 GmbH
Ferdinand-Jühlke-Str. 7
99095 Erfurt